本书基金支持：

中国科协科普部项目《健康中国共建老年慢病科普教育基地》(编号 HT06012019328)

上海市科委项目《上海市老年慢病健康教育系列科普课程和课件开发》(编号 19dz2301700)

上海市科学技术委员会科普基地补贴（编号 20dz23j0800）

慢病患者的
感染性疾病防护

MANBING HUANZHE DE
GANRANXING JIBING FANGHU

杨青敏 主编

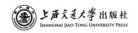

上海交通大学出版社
SHANGHAI JIAO TONG UNIVERSITY PRESS

内容提要

本书阐述了老年慢病患者应对感染性疾病的预防护理方法。老年是人生经历中漫长的一个时期,老年期的生存质量也非常重要。随着年龄的增长,人体的内脏、骨关节和肌肉存在着不同程度的退行性改变,功能逐渐衰退,再加上慢病的影响,易使老年人行动受限,从而更容易罹患感染性疾病,影响身心健康。

从饮食、心理、运动、用药指导四个方面,通过积极的健康教育方式,提高老年慢病患者的生活自理能力,使老年慢病患者对感染性疾病有足够的认识,改变不健康的生活方式,从而提高生活质量。

本书可供老年朋友及照护者学习参考。

图书在版编目(CIP)数据

慢病患者的感染性疾病防护 / 杨青敏主编 . 一上海:上海交通大学出版社,2022.6

ISBN 978-7-313-24559-5

Ⅰ.①慢… Ⅱ.①杨… Ⅲ.①慢性病—感染—疾病—防治 Ⅳ① R442.9

中国版本图书馆 CIP 数据核字 (2021) 第 270333 号

慢病患者的感染性疾病防护
MANBINGHUANZHE DE GANRANXINGJIBING FANGHU

主 编:杨青敏				
出版发行:上海交通大学出版社		地 址:上海市番禺路 951 号		
邮政编码:200030		电 话:021-64071208		
印 制:上海盛通时代印刷有限公司		经 销:全国新华书店		
开 本:880mm×1230mm 1/32		印 张:4		
字 数:55 千字				
版 次:2022 年 6 月第 1 版		印 次:2022 年 6 月第 1 次印刷		
书 号:ISBN 978-7-313-24559-5				
定 价:32.00 元				

编委会

如果我们做不了火炬，
　　那就好好发出萤火之光

2020 年注定有一个不平凡的春天。新年伊始，新型冠状病毒肺炎（简称新冠肺炎）疫情迅猛袭来，严重威胁着我国人民的身体健康和生命安全。由于确诊人数多、传播速度快、新型冠状病毒相关知识缺乏，民众普遍对疫情存在焦虑、恐慌的情绪。从古至今，人们一直与感染性疾病做斗争，随着医学技术的发展，人们对感染性疾病的治疗手段逐渐提高，然而慢病人群作为易感人群，对于感染性疾病的防护依然不足，复旦大学附属上海市第五人民医院科普团队迅速组成慢病科普小组，就慢病患者的感染性疾病防护向普通民众进行科普。从感染性疾病患者的出行防护、居家防护、心理护理、就诊指南及常见误区等内容着手，让普通民众了解感染性疾病的防护措施，教会他们做好消毒工作，减少不必要的恐慌情绪。对普通民众来说，讲卫生、做好消毒防护便是远离感染性疾病的最佳方法。

在每一次的新发传染病中，总有人为我们守护健康。此次的新冠肺炎，科学家在实验室紧急研制病毒抗体；医护人员不顾个人安危，照顾治疗患者；工厂连夜赶制药物和防护口罩……如果我们做不了火炬，那就好好发出萤火之光。普通民众虽然不能去前线与病毒搏斗，但每个人都保护好自己就是最大的贡献。尽管我们只是芸芸众生中的一个，但哪怕我们的力量再微小，我们依旧能够让改变发生。

借着此次疫情，我们编写这本书籍，希望能为慢病患者的感染性疾病防护提供科学的知识，帮助他们做好自身防护，培养积极乐观的心态，相信我们定能战胜一切困难。没有一个冬天不能逾越，也没有一个春天不会到来！熬过冬天的种子，会在春天发芽。在此，我们也向疫情期间奋战在一线的所有医务工作者致以崇高的敬意！由于信息来源有限，我们编写的内容也难免存在不足之处，敬请各位读者批评指正。

杨青敏

2021 年 3 月 14 日

目　录

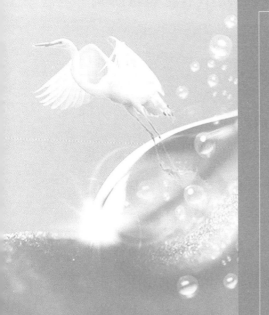

第一章

概

述

第一节　感染性疾病与新型冠状病毒肺炎

一、感染性疾病

1. 什么是感染性疾病?

感染性疾病简称"感染病",一般是由细菌、病毒、真菌或者支原体、衣原体感染引起的,是一种能够在人与人之间或人与动物之间相互传播并广泛流行的疾病,并可经各种途径传染给另一个人或物种。通常这种疾病可通过垂直传播(指母婴传播)和水平传播(指直接接触已感染的个体、感染者的体液及排泄物、感染者所污染的物体传播,即通过空气、水源、食物、接触、土壤、体液、粪口等途经传播)。

2020 年 10 月 2 日,国家卫生健康委员会法规司发布新修订版《中华人民共和国传染病防治法》(修订草案征求意见稿),提出传染病防控工作要坚持预防为主的方针,坚持政府主导、依法防控、科学防控、联防联控、群防群控的原则。国家开展预防传染病的健康教育工作,提高公众传染病防治健康素养。新闻媒体应当无偿开展传染病防治和公共卫生知识的公益宣传。公民有责任学习传染病防治知识，养成良好的卫生习惯，培养健康的生活方式。

2. 感染性疾病的流行病学特征

流行性：指某一地区或某一单位，在某一时期内，某种传染病的发病率，超过了历年同期的发病水平；在一个短时期内迅速传播、蔓延，超过了一般的流行强度；某一局部地区或单位，在短期内突然出现众多感染同一种疾病的人。

地方性：是指某些传染病或寄生虫病，其中间宿主，受地理条件，气温条件变化的影响，常局限于一定的地理范围内发生。如虫媒传染病、自然疫源性疾病。

季节性：指传染病的发病率，在年度内有季节性升高，与温度、相对湿度的改变有关。

3. 感染性疾病的分类

按传播途径不同，感染性疾病可分为以下 5 类。

（1）呼吸道传播：流行性感冒、肺结核、腮腺炎、麻疹、水痘、百日咳、非典型性肺炎（SARS）、新型冠状病毒肺炎、b 型流感嗜血杆菌及肺炎链球菌等。

（2）消化道传播：蛔虫病、细菌性痢疾及甲型肝炎等。

（3）血液传播：乙型肝炎、疟疾、流行性乙型脑炎、丝虫病及肾综合性出血热等。

（4）接触传播：血吸虫病、沙眼、狂犬病及破伤风等。

（5）性接触传播：淋病、梅毒及艾滋病等。

二、新型冠状病毒肺炎

1. 什么是新型冠状病毒肺炎？

冠状病毒是一个大型病毒家族，最早从鸡身上分离出来，病毒颗粒的平均直径为100nm，呈球形或椭圆形，病毒有包膜，包膜上有棘突。2019年新型冠状病毒（COVID-19）是目前已知的第7种可以感染人的冠状病毒，以发热、乏力、干咳为主要表现，严重者快速进展为急性呼吸窘迫症、脓毒血症、难以纠正的代谢性酸中毒和凝血功能障碍。就病毒本身来说，借用《人民日报》微博（混子曰）的漫画来科普下冠状病毒为什么这么难对付。由于病毒容易变异，能够轻而易举躲避体内免疫系统淋巴细胞的攻击。而且该病毒的传播途径多样，故又称它为特务病毒、幽灵病毒、流氓病毒及魔鬼病毒。有一种人，自己感染病毒但是没有显性的发病症状，被称为"无症状感染者"，他们传染了身边很多人，却压根不知道自己才是"传染源"！

原因1　病毒实在太寒酸了

浑身上下，就一件破棉袄，
没啥装备，没啥功能，
平常也没啥娱乐活动。

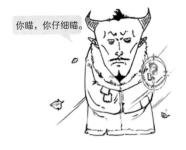

穷得连靶点都找不到啊！

原因2　病毒极容易变异

你别看它穷，它还爱美，
没事儿喜欢变装，给自己来一番改造，
很不稳定。

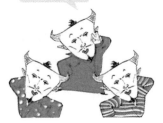

原因3　病毒太猥琐，藏得太深

这是最让人头疼的地方，
病毒在没有见到细胞的时候，
就如同死狗一样，什么也不干，
一副岁月静好的样子

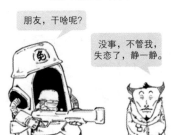

所以我们正在面对的，
是一群没什么破绽，还会变异的，
缩头乌龟。

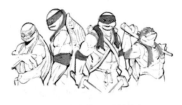

现在知道为什么对付它们
这么难了吧？

2. 新型冠状病毒肺炎的发病率和致死率高吗？

与传染性非典型性肺炎（SARS）和中东呼吸综合征（MERS）相比，此次新型冠状病毒肺炎的重症化率较低，但不应因此忽视。对于新发病毒，人体会经过一个发现病毒、抗击病毒的免疫过程。人体通常在感染病毒的第 2 周后开始产生抗体，到第 4 周时抗体浓度会达到高峰，身体需要在此数周时间内与病毒博弈。基于每个人不同的身体条件，博弈的结局有所不同。

3. 接种新型冠状病毒疫苗应注意什么？

新型冠状病毒疫苗是指针对新型冠状病毒的疫苗。2020 年 3 月 16 日，由军事科学院军事医学研究院陈薇院士领衔的科研团队研制的重组新冠疫苗获批启动展开临床试验。Ⅰ 期临床研究募集少数受试者进行，主要评估疫苗的安全性以及能否产生免疫应答。2020 年 3 月 31 日，首批接种重组新型冠状病毒疫苗（腺病毒载体）的志愿者已满 14 天医学观察期。截至 4 月 2 日，在武汉进行的新冠疫苗 Ⅰ 期临床试验的 108 位受试者均已完成接种，其中 18 位志愿者结束隔离。每一位解除隔离时都要拍 CT 片，身体状况均良好。Ⅱ期临床研究受试者数量适中，以调整和完善临床疫苗接种的程序和手续，并获得不良反应等统计学数据。2020 年 4 月 13 日，新冠病毒疫苗进入Ⅱ期临床试验。此次重组新冠病毒疫苗Ⅱ期临床试验由江苏省疾控中心牵头，湖北省疾控中心与中南医院共同承担完成。在Ⅱ期人体临床试验中，志愿者无须接受 14 天集中观察。Ⅲ期临床研究则主要评估疫苗的有效性，招募较大规模的受试者，以证实疫苗可以实现预期的预防感染或减轻症状的目的。2020 年 11 月 11 日以来，新冠灭活疫苗Ⅲ期临床试验正在顺利推进，并已进入最后的冲刺阶段，接种志愿者超过 5 万人，样本人群覆盖 125 个国籍。

2020 年 10 月 8 日，中国同全球疫苗免疫联盟签署协议，正式加入"新冠肺炎疫苗实施计划"。

不宜接种疫苗的人群包括：孕妇、哺乳期妇女；处于发热期的人员；既往发生过疫苗接种严重过敏反应的人员；患有血小板减少症或出血性疾病者；惊厥、癫痫、脑病、其他进行性神经系统疾病和精神疾病史或家族史的患者；已被诊断为患有先天性或获得性免疫缺陷、人类免疫缺乏病毒感染、淋巴瘤、白血病或其他自身免疫疾病的患者等。其他禁忌证还包括：严重的肝肾疾病、药物不可控制的高血压、糖尿病并发症、恶性肿瘤；各种急性疾病或慢性疾病急性发作期；严重呼吸系统疾病、严重心血管疾病等。

4. 如何应对流感与新冠双重考验？

约翰霍普金斯健康卫生中心高级研究员阿麦什·阿达尔贾（Amesh Adalja）表示："今年注射流感疫苗的重要性非同一般，当流感季到来，我们既要迎接新冠病毒，还要迎接流感病毒的考验。"美国疾病预防与控制中心（CDC）数据显示，流感疫苗可以降低患流感、住院和死亡的风险。这个秋天接种流感疫苗不仅可以降低个人患流感的风险，还可以节约医院医疗资源。

CDC的建议是在9月或10月注射流感疫苗，特别是流感暴发期间抵抗力弱的老人更应该遵照该建议接种疫苗。位于罗切斯特梅奥疫苗研究小组的格雷·格波兰（Greg Poland）博士认为，流感疫苗什么时候接种，都不算太迟，接种后，它的保护力可以持续6个月。只不过，尽早接种疫苗意味着能在流感季可以早点得到保护。

第二节　慢病人群中的感染性疾病

随着人们生活水平的提高和人口老龄化进程的加速，慢病已成为威胁人类健康与生命的头号杀手。据最新统计数据，中国慢病患病率已达20%，死亡数已占总死亡数的83%，世界卫生组织（WHO）所列出的慢病，主要包括以下几类：心血管疾病、癌症、慢性呼吸系统疾病、糖尿病和精神障碍等疾病。

然而，慢病人群相对于健康人群来说抵抗力更弱，更容易受到一些感染性疾病如流感、肺炎等疾病的侵袭，且慢病人群一旦感染了疾病，会加重其本身的慢病病情，甚至出现严重的并发症而危及生命。

一、新型冠状病毒肺炎

在全球蔓延的新冠肺炎疫情防控背景下，老年人和慢病患者应该成为疫情防控关注的重点人群。这是因为新冠病毒感染者中患有慢性基础疾病和高龄者，其病情较容易发展为重症及危重症。统计数据显示，老年新冠肺炎确诊病例的死亡率高达30%，占总死亡人数比例的九成左右。这主要是由于老年人及慢性基础疾病患者的免疫功能较差，机体细胞被病毒感染后，体内免疫系统难以将其杀死并清除，病毒得以大量繁殖，从而进一步侵犯患者的组织脏器。研究还显示：糖尿病患者，特别是血糖控制不佳者，由于长期高血糖所导致的全身营养状况不良、免疫功能减退或并发血管或神经系统并发症，其机体防御功能会明显减退，被病毒感染后更容易发展成为重症肺炎。

1. 什么是新型冠状病病毒

新型冠状病毒属于 β 属冠状病毒，世界卫生组织（World Health Organization，WHO）将其命名为COVID-19。对紫外线和热敏感，56℃ 30分钟、乙醚、75% 乙醇、含氯消毒剂、过氧乙酸和氯仿等脂溶剂均可有效灭活病毒。

2. 传染源

虽然目前关于新冠病毒的源头还不清楚，但现有的研究发现，新型冠状病毒感染患者及无症状感染者都可成为新冠病毒肺炎的传染源。

3. 传播途径

呼吸道飞沫和密切接触传播是目前COVID-19的主要人群间传播途径，在相对密闭的环境中长时间暴露于高浓度气溶胶情况下，也存在经气溶胶传播的可能。接触病毒污染的物品也可能造成感染，由于在粪便、尿液中可分离到新型冠状病毒，应当注意其对环境污染造成接触传播或气溶胶传播。

4. 易感人群

人群普遍易感。

5. 潜伏期

基于目前的流行病学调查和研究结果，潜伏期一般为1~14天，多为3~7天，有的患者可达24天。

6. 主要症状

以发热、乏力、干咳为主要症状，少数有鼻塞、流涕、腹泻等症状。重症患者多在1周后出现呼吸困难，严重患者快速进展为急性呼吸窘迫综合征、脓毒症休克、难以纠正的代谢性酸中毒和出凝血功能障碍，还可出现多器官功能衰竭。值得注意的是，重型、危重型患者病程中可为中低热，甚至无明显发热。

7. 临床分型

（1）轻型。

临床症状轻微，影像学未见肺炎表现。

（2）普通型。

具有发热、呼吸道等症状，影像学可见肺炎表现。

（3）重型。

符合下列任意一条。

① 呼吸窘迫，呼吸频率 ≥ 30 次 / 分。

② 静息状态下，血氧饱和度 ≤ 93%。

③ 动脉血氧分压（PaO_2）/ 吸氧浓度（FiO_2）≤ 300mmHg。

（4）危重型。

符合下列任意一条。

① 出现呼吸衰竭，且需要机械通气。

② 出现休克。

③ 合并其他器官功能衰竭需重症监护病房（ICU）监护治疗。

二、流行性感冒

流行性感冒一直是严重危害全球健康的呼吸道传染病，有慢性基础疾病的患者是流感发病的高危人群，而且慢病人群更容易产生较为严重的并发症，如重症肺炎、多脏器功能衰竭等。它是由流感病毒引起的一种急性呼吸道传染病，其临床特点为起病急，全身中毒症状明显，如高热、头痛、全身酸痛及软弱无力等，而呼吸道症状较轻。

1. 传染源

流感患者是主要的传染源，其次是隐形感染者。患者自发病后 3~7 日内均可从鼻涕、口涎及痰液等分泌物中排出病毒，传染期约 1 周，以病初 2~3 日传染性最强。

2. 传播途径

主要以飞沫经呼吸道传播，其次也可经口腔、鼻腔、眼睛等黏膜直接或间接接触传播。此外，接触被病毒污染的物品也可引起感染。

3. 临床表现

（1）典型流感。

起病急，前驱期出现高热、乏力、寒战、头痛、

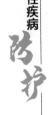

全身酸痛等全身中毒症状，但体征较轻，伴或不伴流涕、咽痛、干咳等局部症状，肺部听诊可闻及干啰音。病程 4~7 天，咳嗽和乏力可持续数周。

（2）轻型流感。

轻度或中度发热，全身及呼吸道症状较轻，2~3 天自愈。

（3）肺炎型流感。

此型多发生于老年人、慢病患者、婴幼儿和免疫力低下人群。病初类似典型的流感症状，1 天后病情迅速加重，可出现高热、咳嗽、呼吸困难及发绀，可伴有心、肝、肾衰竭。体检双肺可闻及大量干湿啰音，痰细菌培养阴性，抗生素治疗无效，多于 5~10 天发生呼吸循环衰竭，预后差。

（4）其他类型。

其他还有胃肠型伴呕吐、腹泻等消化道症状；脑膜炎型表现为意识障碍、脑膜刺激征等神经系统症状；若病变累积心肌、心包，分别为心肌炎型和心包炎型。

4. 流感的预防

及早对流感患者进行呼吸道隔离和早期治疗，

隔离期为 1 周或至主要症状消失。保持室内空气流通，流行高峰期避免去人群聚集场所，避免接触呼吸道感染病人。接种疫苗是有效预防流感的基本措施，接种者可有效减少患病概率，老年人及慢病患者属于高危人群，建议每年优先接种。

三、带状疱疹

带状疱疹多见于成人，尤其在慢病人群中常见，主要是由于慢病人群的抵抗力与身体的应激性减弱造成的。

带状疱疹是由水痘-带状疱疹病毒（VZV）所引起的疾病。引起原发感染多表现为水痘，部分患者病毒沿神经纤维进入感觉神经节，呈潜伏性感染。当免疫功能下降时，如恶性肿瘤、使用免疫抑制剂、病毒感染或艾滋病时，潜伏的病毒被激活而被复制，使受侵犯的神经节发生炎症，引起相应节段的皮肤出现疱疹，同时使受累神经分布区域产生疼痛。皮肤科专家分析称，水痘-带状疱疹病毒侵入人体后常常是"欺老怕幼"，所以它对人体神经损坏的程度往往与年龄呈正比关系，即年龄越大，受其毒性破坏的程度越严重。

1. 传染源及传播途径

病毒可通过呼吸道或者直接接触传播，但一般认为带状疱疹主要不是通过外源性感染，而是潜伏性感染的病毒再激活所致。

2. 临床表现

起病初期，可出现发热和全身不适症状，在出现前驱症状的1~5天后，在一定的神经分布区域出现皮疹。皮疹初起为一个小红斑点，继而形成丘疹，迅速变成水疱，疱液清亮，周围有红晕。数群疱疹呈带状沿某一支神经走行分布，一般不超过正中线。3天左右，水疱内水液可混浊化脓或呈血性，水疱壁较薄，破溃或不破溃。至5~10天，疱疹干燥结痂，痂皮脱落。伴有显著的神经痛是该病的突出症状。

3. 治疗

本病为自限性疾病，以对症治疗为主，可使用阿昔洛韦抗病毒治疗，神经疼痛剧烈者，可给予镇痛治疗。

4. 预防

主要是预防水痘感染，尚无有效的办法直接预防带状疱疹。

四、感染性腹泻

感染性腹泻在慢病人群中也较为常见，它是指各种急性、慢性的细菌、病毒、真菌、寄生虫感染引起肠道炎症所致的腹泻。一些常见的病原体为：

（1）病毒性感染主要有轮状病毒、肠腺病毒及诺如病毒及柯萨奇病毒等。

（2）细菌性感染主要由大肠杆菌、沙门菌、霍乱弧菌、志贺杆菌及弯曲菌等引起。

（3）真菌性感染主要由肠道念珠菌、新型隐球菌及毛霉菌等引起。

（4）寄生虫感染主要由肠道阿米巴、梨形鞭毛虫、血吸虫、钩虫、绦虫等引起。

1. 传染源和传播途径

传染源主要为隐性感染者和患者，粪-口途径传播，散发病例为人-人接触感染，暴发流行常由于食物和水污染所造成。

2. 临床表现

主要为腹泻、大便每日 ≥ 3 次，粪便的性状异常，可为稀便、水样便，亦可为黏液便、脓血便及血便，可伴有恶心、呕吐、食欲不振、发热、腹痛及全身不适等。病情严重者，因大量丢失水分引起脱水、电解质紊乱甚至休克。

3. 实验室检查

粪便可为稀便、水样便、黏液便、血便或脓血便。镜检可有多量红白细胞，也可有少量或无细胞。可行粪便培养、特异性抗体等检查，可检出大肠杆菌、沙门菌及轮状病毒等病原微生物。

4. 治疗

病毒感染性腹泻无特异性治疗，主要是针对腹泻的对症支持治疗，有糖尿病、高血压等慢性基础疾病的人群，尤其须注意脱水或电解质紊乱的情况，病情严重者需要住院治疗。细菌感染性腹泻可根据病情选用抗菌药物治疗。

5. 预防

应以切断传播途径为主，加强对患者的管理，采取综合性预防措施，重视食品、饮水及个人卫生，保持良好的个人卫生习惯，不吃生冷变质食物，保证海鲜食品的加工、食用符合卫生要求。

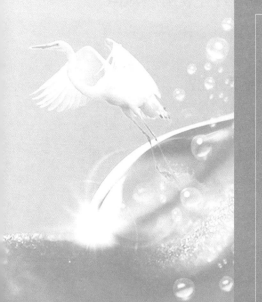

第二章

感染性疾病患者的出行防护

第一节　特殊时期出行存在哪些风险

一、特殊时期为什么尽量不要外出？

秋冬季是各种呼吸道疾病的高发季节，同时，虽然我国新冠肺炎疫情防控已经进入常态化管理，但境外形势依旧不容乐观，疫情输入风险持续存在。在这个特殊时期，应尽量不要去人群密集的地方，如果不得已必须要去，也要掌握特殊时期出行可能存在的一些风险，做好相应防护工作。

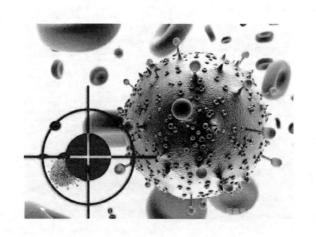

二、特殊时期出行存在哪些风险?

1. 呼吸系统传染性疾病感染风险

　　人们出行或多或少都会借助一些交通工具,如公交、地铁、出租车等,这些交通工具大多属于密闭空间,人员之间接触较为紧密,会增加多种呼吸系统传染性疾病感染和传播风险。呼吸道飞沫和密切接触传播是目前 COVID-19 的主要人群间传播途径,在相对密闭的环境中长时间暴露于高浓度气溶胶情况下,也存在经气溶胶传播的可能。因此,在特殊时期要特别注意防范流行性感冒、新冠肺炎感染,尽量减少外出。

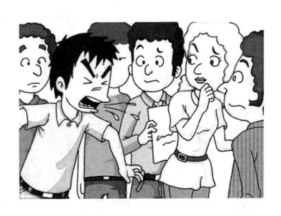

2. 慢病疾病急性发作风险

随着人口老龄化和人们生活方式的改变，高血压、糖尿病、高血脂等慢性疾病发病率呈逐年上升趋势，慢性疾病急性发作起病急，且受多种因素影响，外出会增加疾病急性发作风险。如糖尿病患者外出活动时间过长，如果未及时进食，会增加低血糖发生风险；高血压患者如果外出未及时服用降压药，容易发生头晕、心悸，增加心脑血管意外事件发生率。因此，慢性疾病患者外出时，要提前做好相关准备工作，预防疾病急性发作。

发抖　　　　心慌　　　　乏力想睡　　　焦虑不安　　　饥饿

3. 意外事件发生风险

随着年龄的增长，人们视觉、听觉和平衡能力减弱，骨质疏松发生率增加，特别是老年群体，其外出时意外事件发生风险更大。如在不平整的地面上行走或对来往行人和车辆的判断不足等都有可能会导致跌倒等意外事件发生，且骨质疏松会大大增加跌倒后的损伤程度，给其生活质量造成极大的影响。

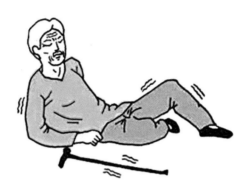

4. 不安全环境风险

生活、活动的环境常与意外伤害事件的发生密切相关，老年人外出时，由于环境的改变其容易出现不适应的情况，如光线太暗或太亮、地面或地板太滑、桌椅过高或过低、洗手间没有扶手或报警器等，这些都是老年人容易发生意外事件的风险因子。

第二节　慢病人群应如何做好出行防护?

慢病人群主要是指罹患心血管疾病、癌症、慢性呼吸道疾病和糖尿病等疾病的人群，其病程长，病情迁延不愈。世卫组织的报告中称，全世界总死亡人数中的 63％ 由非传染性疾病引起。此类人群往往因为身体素质基础状态弱，故抵抗力差。此类人群在感染性疾病流行期间，尽量避免出行，如必须出行，应做好以下防护工作。

一、随身应携带哪些物品?

酒精棉片、消毒湿巾、酒精棉片、消毒湿巾及免洗手消毒剂。

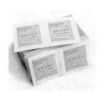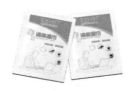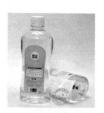

二、乘坐飞机、火车、汽车等交通工具有哪些注意
　　事项？

　　（1）请全程佩戴口罩，
若出现口罩潮湿或使用时间
达到 4 小时，请及时更换并
将使用过的口罩放置在有盖
垃圾桶内。

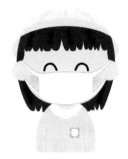

正确佩戴口罩的方法

　　第一步：鼻夹朝上，深色面朝外。

　　第二步：上下拉开褶皱，将口罩覆盖口、鼻、
下颌。

　　第三步：将双手指尖沿着鼻梁金属条，由中间
至两边，慢慢地向内按压，直至紧贴鼻梁。

　　第四步：适当调整，使口罩充分贴合面部。

　　第五步：将双手五指略弯曲并合拢，分别扣在
口罩的左右两侧，进行深吸气，如口罩紧贴在面部
则密合性良好，反之则需要重新调节。

（2）在旅途中就餐、上洗手间、更换口罩及到达目的地摘除口罩后，应立即在流动的清水下用洗手液或肥皂洗手，时间持续约 15 秒；使用含酒精的免洗洗手液或消毒纸巾擦拭，时间持续约 20 秒。

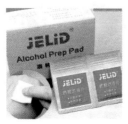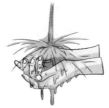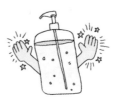

规范的洗手程序

第一步：在流动水下，淋湿双手。

第二步：取适量洗手液或肥皂，均匀涂抹至整个手掌、手背、手指和指缝。

第三步：按"内—外—夹—弓—大—立—腕"的顺序认真揉搓至少 20 秒。

第四步：在流动水下彻底冲净双手。

第五步：捧清水将水龙头冲洗干净再关闭。

不方便洗手时，可使用免洗手消毒剂保持手部卫生，但日常仍以洗手为主要预防手段。

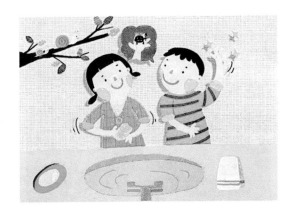

（3）旅途中请勿用手接触口、鼻、眼等部位。途中就餐要吃熟食，使用消毒湿巾对就餐的小桌板等进行擦拭消毒。

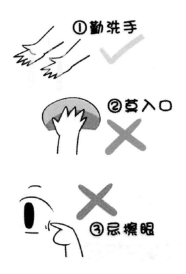

① 勤洗手 ✓

② 莫入口 ✗

③ 忌擦眼 ✗

（4）到达目的地时配合测量体温和信息登记。

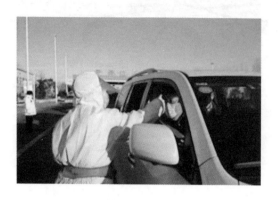

三、上下班如何出行？

（1）尽量不乘坐公共交通工具，建议步行、骑行或乘坐私家车上班。

（2）如必须乘坐公共交通工具，途中尽量避免用手触摸车上物品。

（3）当乘坐的公共交通工具出现新型冠状病毒感染的肺炎疑似病例，或出现疾控部门认为需要医学观察的情况，应积极配合。

 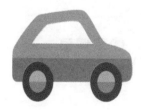 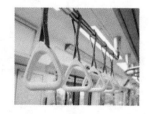

四、上班需要注意什么？

（1）办公高危区——电梯间、电梯扶手、门把手。

① 避免搭乘电梯。

② 必须乘电梯时，务必戴口罩。

③ 有条件时应为按钮区消毒。

④ 避免直接触摸扶手、门把手。

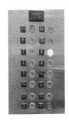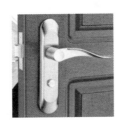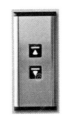

（2）办公高危区——食堂。

① 坐下吃饭的最后一刻才脱口罩。

② 避免面对面就餐。

③ 避免就餐时说话。

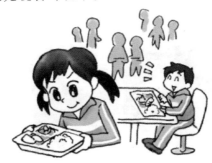

④ 避免扎堆就餐。

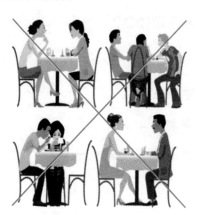

（3）办公高危区——办公室。

① 进入办公室第一时间洗手。

② 使用酒精棉片对手部接触的部位和物品进行甄别和重点消毒，如手机、门把手、鼠标及键盘等。

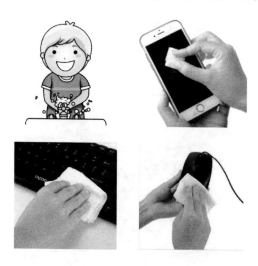

③ 每天通风3次，每次 20~30 分钟。前往人群密集或相对密闭的场所，在公共场所内自觉与他人保持一米以上的社交距离，尤其要

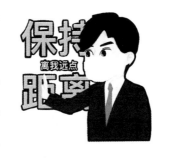

避免与有呼吸道症状的人员近距离接触。

④ 尽量无纸办公，传递纸质文件时先洗手、佩戴口罩。

⑤ 接待外来人员时，双方都应佩戴口罩。在咳嗽、打喷嚏时尽量避开他人，用纸巾或弯曲的手肘遮挡口鼻。纸巾或手肘应尽量贴近脸，防止飞沫四溅。

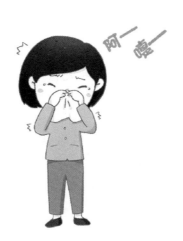

⑥ 在咳嗽或打喷嚏后，使用后的纸巾立即丢弃并洗手。注意，脏手不要触摸眼口鼻。

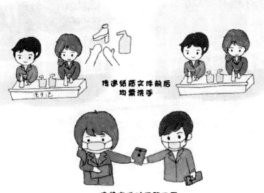

五、回家后怎么做?

（1）摘掉口罩后用一次性塑料袋密封扔入生活垃圾桶。

（2）脱掉手套洗手消毒。

（3）手套、外套衣物用 75% 酒精喷洒后挂在室外通风处。

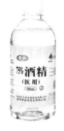

（4）手机和钥匙使用消毒湿巾或 75% 酒精擦拭。

（5）每天使用 75% 酒精或含氯消毒剂消毒垃圾桶。

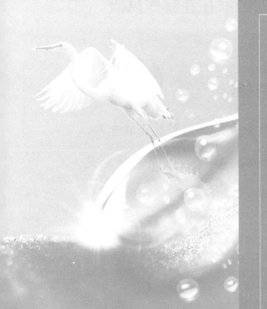

第三章

感染性疾病患者的居家防护

第一节 特殊时期居家存在哪些风险

一、特殊时期为什么要宅在家

尽量减少外出，因为外面很多人可能正在生病。秋冬时期真是呼吸道传染病高发的时期，特别是 2020 年的新冠疫情，慢病患者体质相对较弱，宅在家可以减少感染的风险。

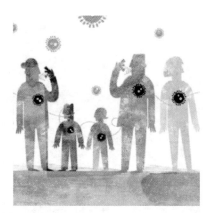

二、特殊时期居家风险

1. 疾病风险

老年人常见病的患病率高达 80.7%，其中高血压、心脏病、糖尿病、关节炎及白内障等慢病的患病率相对较高。有的慢病患者同时罹患数病，特殊时期居家要求不能去医院诊治疾病而一拖再拖，可能导致疾病无法治疗。此外，慢病患者通常免疫力低下，对疾病的抵抗力弱，容易发生交叉感染。

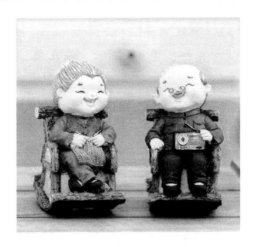

2. 用药风险

慢病患者对药物的耐受性和敏感性与正常人不同，容易发生不良反应。长时期居家，慢病药物剂量不能根据病情得到有效的调整，都可能引起意外的发生。很多研究都证实，服用抗高血压

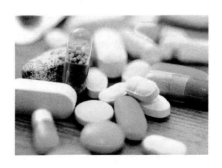

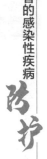

药物、抗心律失常药物、治疗糖尿病药物、血管扩张剂以及任何影响人体平衡的药物，大量或多种药物混合使用可增加意外伤害的风险性。居家期间还容易发生忘记服药、服错药或不遵医嘱服药的情况。

3. 饮食风险

良好的膳食营养是人体免疫系统正常工作、抵御疾病风险的重要保障，应坚持合理膳食，通过均衡营养增强自身抵抗力。然而，居家期间食物短缺，有些慢病患者不能及时采购所需食物，忽略了饮食健康。

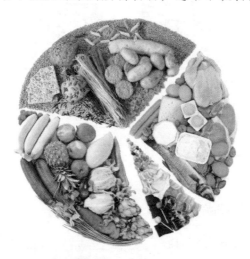

4. 运动风险

居家期间容易忽视最重要的健康要素，即运动健康。当人体在食物并不短缺的情况下，盲目增加食物摄入，或过量睡眠，都无助于提升免疫力。慢病患者在居家期间运动量普遍不足的情况下，盲目摄入食物、过量睡眠、少动，不但不利于增强免疫力，还有可能降低免疫力，增加疾病感染的风险。运动是生命的必需要素，无论是健康人预防疾病，还是患者康复，都需要进行运动。

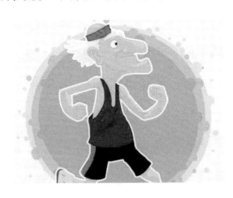

5. 心理风险

居家期间，走亲访友的机会减少，缺少子女的亲情和精神慰藉是引发老人心理健康问题的主要原因。在特殊时期，人们宅在家中，深居简出，很少与社会接触，整日闷在家里，无事可做，自然会产

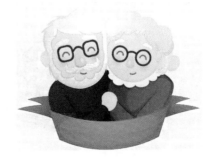

生孤独、寂寞的感觉。长此以往，很容易产生悲观、抑郁的情绪，严重的甚至还会导致精神障碍、老年痴呆。有调查结果表明，独居老人患抑郁症的概率明显高于非独居老人，而老年抑郁症则是引起老年人自杀的最主要原因。心理健康问题是独居老人面临的最普遍、最严重的问题，应引起社会各界的广泛关注。

6. 生活风险

跌倒、呛噎、坠床、骨折、烧伤在老人家庭的发生率极高。有些老年人行动不方便，生活不能完全自理，这对无人照顾的独居老年人来说更是雪上加霜。老年人独死家中的事件也屡见报道。因此，老年人在生活中时刻存在着安全隐患，需要社会各界给予警惕和关注。

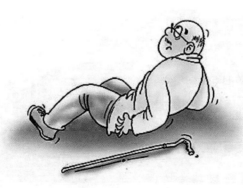

7. 环境风险

环境因素与意外伤害的发生有着密切联系。常见的风险因素有：灯光太暗或太亮、有眩光，光滑的地板，滑动的垫子，破旧或卷曲的地毯，门槛过高，过道有障碍物，橱柜过高或过低，液体溅出，过低的椅子、床，不固定或摆放混乱的家具，马桶过低、无扶手，家有宠物等。

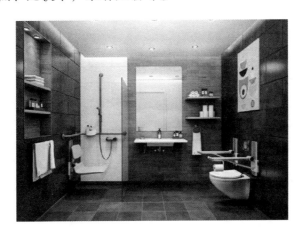

三、居家慢病观察要点

1. 急性冠脉综合征

对于有高血压、糖尿病、高血脂等慢病，特别是长期吸烟的人，如果出现了间断胸闷、胸痛、颈部紧缩感、腹部不适等，同时还有出汗症状，要非

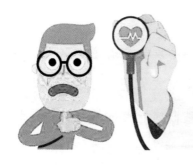

常警惕急性冠脉综合征（俗称心绞痛或急性心肌梗死）。如果有明确冠心病病史，心绞痛发作频率较前明显频繁、每次持续时间延长、含服硝酸甘油或者休息缓解不明显，提示冠状动脉病变加重。这需要您或家人刻不容缓打急救电话，乘急救车去医院急诊。

2. 脑卒中

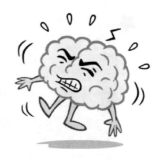

如果出现偏身感觉障碍、语言不利、饮水呛咳、肢体活动不灵、头晕、头痛、恶心呕吐、黑矇等不适，这可能提示脑卒中发作，也需要立刻拨打急救电话，急症就医。

3. 高血压

如果病情稳定，一般不需要到医院复诊。如果病情不稳定，尤其是高压 ≥ 180mmHg，低压 ≥ 120mmHg，或者因为血压较之平常升高出现了明显的不适症状，这些都是需要及时就医的指征。

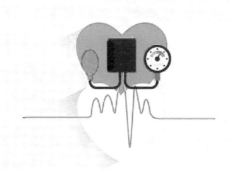

4. 糖尿病

一些不良生活方式可能会导致血糖波动较大却而察觉，如果在家监测血糖发现空腹血糖＞13.9mmol/L，随机血糖 ≥ 16.7mmol/L，需要考虑就医来调整血糖了。如果出现了心慌、手抖、出虚汗及有饥饿感等症状，这是低血糖发作，需立即进食含糖食物或饮料，症状缓解后再测一次血糖，及时就医，与医生讨论是否需要调整降糖药物。

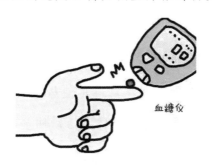

血糖仪

5. 高脂血症

单纯高脂血症患者，大部分情况不会在短时间内发生并发症，一般无须在这个特殊时期就医。但对于有高血压、糖尿病等其他慢病的患者，如果属于心血管病高危或极高危人群，一定要规律服药、控制饮食保障血脂平稳。血中的甘油三酯与饮食关系密切，严重的高甘油三酯有发生急性胰腺炎的风险，需要及时就医，尽快进行降低甘油三酯治疗。

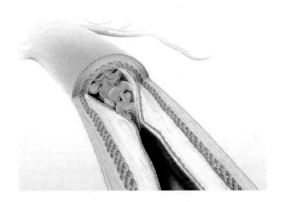

6. 高尿酸血症

居家期间要特别注意避免使尿酸进一步升高的生活方式。由于待在家里体力活动明显减少，此外，吃很多高嘌呤食物，如肉类、海鲜、动物内脏及浓的肉汤等，同时还有饮酒习惯（尤其是啤酒），那就很可能造成尿酸进一步升高。一部分高尿酸血症患者，他们平时就在坚持服用某些降尿酸药，不要自行停药，以免血尿酸反弹。

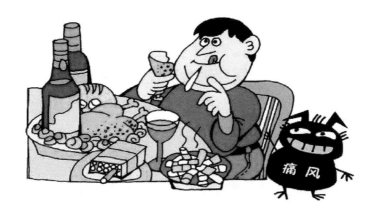

第二节　慢病人群应如何做好居家防护

一、慢病患者居家饮食及运动

合理膳食是增强免疫功能的基石。

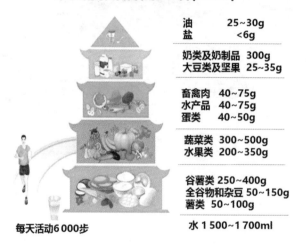

中国居民膳食宝塔(2016)

油	25~30g
盐	<6g
奶类及奶制品	300g
大豆类及坚果	25~35g
畜禽肉	40~75g
水产品	40~75g
蛋类	40~50g
蔬菜类	300~500g
水果类	200~350g
谷薯类	250~400g
全谷物和杂豆	50~150g
薯类	50~100g
水	1 500~1 700ml

每天活动6 000步

肉蛋奶类是一般人群主要优质蛋白质的来源。肉类包括禽、畜和鱼的肌肉，新鲜肌肉含蛋白质15%~22%；蛋类含蛋白质11%~14%；乳类（奶）一般含蛋白质3%~3.5%，氨基酸组成比较平衡。一般而言，动物蛋白质的营养价值优于植物蛋白质。常

见食物分量参考如下图:

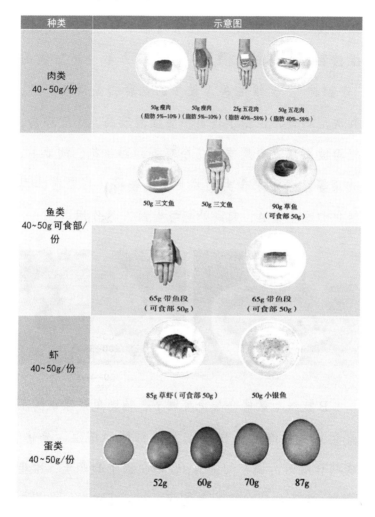

二、维生素也是提高免疫力的重要因素

维生素A具有维持正常视觉、促进上皮组织增

殖分化和促进儿童生长发育等功能。它通过参与人体免疫系统成熟的全过程来改善细胞膜的稳定性，维持黏膜屏障的完整性，是免疫力第一道防线的"守护神"。含维生素 A 最多的是食物是动物肝脏，其次是鸡蛋，但由于蛋黄中胆固醇较高，不宜多食，推荐健康成人每周吃 4~7 个鸡蛋，西兰花、胡萝卜、菠菜等蔬菜水果含类胡萝卜素比较多，可以在体内转化为维生素 A，起到补充维生素 A 的作用。

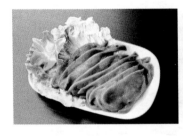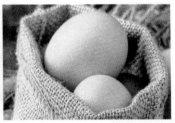

B 族维生素能介导免疫调节，辅助免疫系统的正常运作，如维生素 B_6 参与淋巴细胞的增殖、分化、成熟和激活，调节细胞因子/趋化因子的产生；维生素 B_{12} 作为细胞免疫的免疫调节剂；叶酸支持免疫应答等。维生素 B_1 和 B_6 在肉类、蔬菜、谷物、豆类中含量丰富。维生素 B_2 在食物中分布较广，动物性食物中含量相对较高，特别是肝、肾、蛋类及牛奶等。

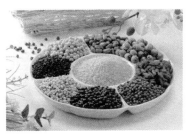
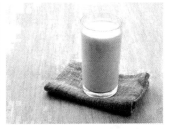

维生素C有促进胶原蛋白的合成、促进伤口愈合、美白肌肤等多种功效。通过支持非特异性免疫和特异性免疫反应中的各种细胞功能，有助于免疫防御。维生素C的主要食物来源是新鲜蔬菜和水果，比如西兰花、辣椒、白菜和刺梨、猕猴桃及草莓等，做到每天吃1斤蔬菜、半斤水果。

维生素D的受体广泛存在于免疫细胞中，故其能参与多种免疫细胞的增殖和分化。维生素D在动物类食物（肝脏、蛋类、奶制品等）中含量丰富，富含脂肪的鱼类是维生素D的良好来源。维生素D也被称为"阳光维生素"，日

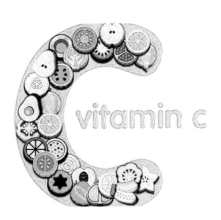

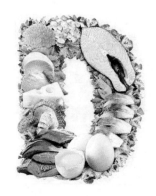

光照射是维生素D最主要（80%~90%）、最天然和最经济的来源。

维生素E能保护细胞和细胞内部结构完整，防止某些酶和细胞内部成分遭到破坏。富含维生素E的食物分布广泛，食用油通常是人们从膳食中摄取维生素E的主要来源。另外，在豆类、坚果和蔬菜中都含有一定量的维生素E。

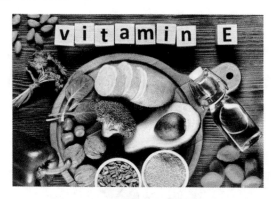

因此，建议慢病人群的摄食参考以下10点。

（1）每天摄入高蛋白类食物，包括鱼、肉、蛋、奶、豆类和坚果，在平时的基础上加量；不吃野生动物。

（2）每天吃新鲜蔬菜和水果，在平时的基础上加量。

（3）适量多饮水，每天不少于 1 500ml。

（4）食物种类、来源及色彩丰富多样，每天不少于20种食物，不要偏食，荤素搭配。

（5）保证充足营养，在平时饮食的基础上加量，既要吃饱、又要吃好。

（6）饮食不足、老人及慢性消耗性基础疾病患者，建议增加商业化肠内营养剂（特医食品），每天

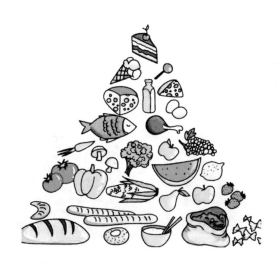

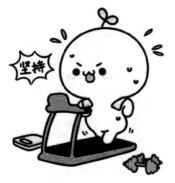

减肥大业重开!

额外补充不少于2.09MJ（500千卡）。

（7）在新型冠状病毒感染的肺炎流行期间，不要节食，不要减重。

（8）规律作息及充足睡眠，每天保证睡眠时间不少于7小时。

（9）开展个人类型体育锻炼，每天累计时间不少于1小时，不参加群体性体育活动。

（10）新型冠状病毒感染的肺炎流行期间，建议适量补充复方维生素、矿物质及深海鱼油等保健食品。

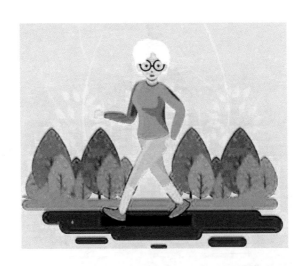

央视推荐膳食指南核心

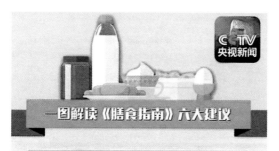

CCTV 央视新闻

一图解读《膳食指南》六大建议

1 食物多样，谷类为主

—— 每天的膳食应包括 ——

谷薯类 ■ 蔬菜水果类 ■ 畜禽鱼蛋奶类 ■ 大豆坚果类

建议 | 平均每天至少摄入 12种 以上食物
每周 25种 以上

谷类（主食）为主是平衡膳食模式的
重要特征，每天摄入谷薯类食物

250~400克

碳水化合物提供的能量
应占总能量的 50% 以上

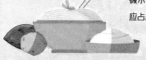

其中

 全谷物（如小麦、玉米、大米等）
和杂豆类（如黄豆绿豆等）50~150克

 薯类（如土豆红薯山药）50~100克

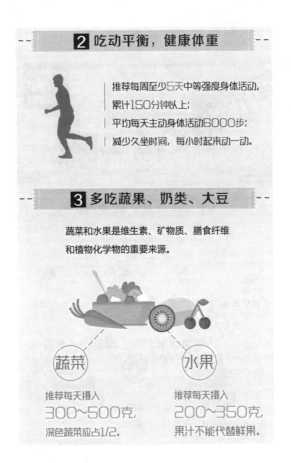

2 吃动平衡，健康体重

推荐每周至少5天中等强度身体活动，
累计150分钟以上；
平均每天主动身体活动6000步；
减少久坐时间，每小时起来动一动。

3 多吃蔬果、奶类、大豆

蔬菜和水果是维生素、矿物质、膳食纤维
和植物化学物的重要来源。

蔬菜

水果

推荐每天摄入
300~500克，
深色蔬菜应占1/2。

推荐每天摄入
200~350克，
果汁不能代替鲜果。

三、慢病患者居家健康管理

慢病患者要从如下6点做好健康管理：① 坚持居家防护；② 保持健康生活方式；③ 出门加强个人防护；④ 自我科学监测病情；⑤ 学会线上咨询问诊；⑥ 就医过程中做好防护。

1. 始终坚持居家防护

（1）新冠肺炎的主要传播途径是飞沫传播和接触传播。佩戴口罩，勤洗手，不触摸眼、口、鼻等是预防新冠肺炎的主要举措。

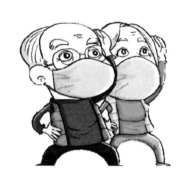

（2）切不可抱侥幸心理外出，尤其是不能到人员密集或空气流动性较差的地方。

（3）目前，新冠肺炎出现家庭聚集性病例，故一起生活的家庭成员都应尽量避免外出。前来照看老人的亲属应尽量固定，并注意自我防护。

2. 保持健康生活方式

（1）合理膳食，多吃果蔬，戒烟戒酒，睡眠要

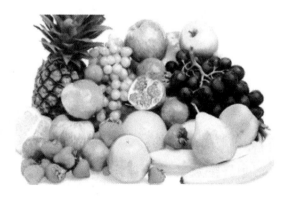

充足。

（2）心态要放松，坚信疫情只是短暂的。

（3）居室宜勤通风，口鼻分泌物用纸巾包好扔到有盖的垃圾箱内，要勤洗手。

（4）去正规超市或市场选购冷链食品，尽量避免用手直接接触，建议使用一次性手套，同时佩戴好口罩。

（5）处理和储存食物时，始终遵循生熟分开的原则。

（6）接触生鲜食材后要及时洗手，未洗手不触摸眼口鼻。

（7）肉蛋海鲜类食物一定要烧熟煮透。

3. 出门加强个人防护

（1）如果要前往人员相对密集、空气流动性较差的场所（如公交、地铁、电梯及商场），一定要佩戴口罩。

（2）注意手的卫生，尽量少接触公共物品，勤洗手。不用手接触眼、口和鼻。

4. 自我科学监测病情

（1）应加强对原有慢性疾病的监测（如血压、

血糖等），并做好记录。服用的药物也应完整记录，以便网上咨询或就诊时所需。

（2）同时，观察体温变化，注意有无咳嗽、胸闷、呼吸困难、乏力、恶心呕吐、腹泻、肌肉酸痛等可疑症状。若有异常，及时就医。

（3）早发现、早治疗十分重要，延误诊治不仅害己，还可能累及家人！

5. 学会线上咨询问诊

（1）疫情流行期间应尽量少去医院，若病情有变化或有疑问，可先与自己的家庭医生联系。

（2）疫情发生后，多数医院都开通了线上医疗咨询，患者或家庭成员可对此方面进行了解，以备不时之需。

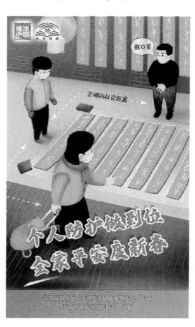

6. 就医过程中的防护

（1）如果确实需要就医，请在就医之

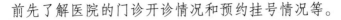

前先了解医院的门诊开诊情况和预约挂号情况等。

（2）去医院途中要全程佩戴口罩，有条件的尽量避免乘坐公共交通。

（3）就医过程中尽量保持与他人的距离，触摸医院内物品后及时洗手或消毒，尽可能减少在医院的停留时间。

（4）就医后及时回家，所佩戴的口罩应弃用，并做好自我观察。

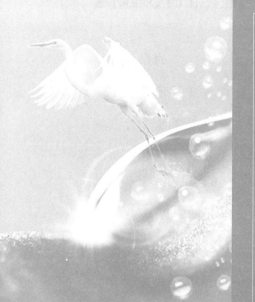

第四章

感染性疾病患者的心理护理

第一节　特殊时期可能存在的心理问题

对慢病患者来说，自身疾病就是重要的生活事件。病程迁延的过程对患者来说就是重复性、持续性、递增性量化的变化过程。当患者同时患有感染性疾病时，双重打击对患者来说是一种递增性的心理刺激，给患者的工作、婚姻、生活等许多方面带来不便。患者自知不能和其他健康人同样享受生活乐趣时，便出现慢性疾病的典型心理反应。有的抑郁、退缩、自卑、丧失自信心，认为已无药可医，于家庭和社会已无用处，出现悲观、抑郁，甚至自杀行为。有的则怨天尤人、挑剔任性，易激惹，要求多、意见多，事事都不如意，使得家人和医护人员难于应付。有的则逢人便讲自己的疼痛，诉说别人的不足，总是要求别人过分关照，极易造成家庭内部和医患之间的关系紧张。

慢病加上感染性疾病的入侵，对患者造成躯体损害的同时，也在心理方面给患者带来痛苦。

一、情绪反应

患有感染性疾病的慢病患者，出现何种情绪反应及强烈程度如何，会受很多因素影响，差异很大。

1. 焦虑

焦虑是最常出现的情绪性应激反应，是患者预期将要发生危险或不良后果时所表现的紧张、恐惧、担心等情绪状态，常表现为内心不安、心烦意乱，有莫名其妙的恐惧感和对未来的不良预期感，常常伴有憋气、心悸、出汗、手抖及尿频等自主神经功能紊乱症状。

适度的焦虑可以提高人们的警觉水平，伴随焦虑产生的交感神经系统被激活，可以提高人们对环境的适应和应对能力，是一种保护性反应，但如果过度或不恰当，就是有害的心理反应。

2. 恐惧

恐惧是一种遇到灾难时惊慌害怕、惶惶不安的情绪反应，没有信心和能力战胜危险，欲回避或逃跑，过度或持久的恐惧会对患者产生严重不利影响。

当看到病友突然发病而进行抢救后，很容易将这些情况和自身疾病与死亡联系在一起，产生不同程度的恐惧；加上疾病本身引起的突发的症状等，进一步增加了患者的恐惧心理。康复期的患者，甚至惊恐发作导致猝死。

3. 抑郁

抑郁表现为情绪低落、消极悲观、孤独、无助、无望等情绪状态，伴有失眠、食欲减退、性欲下降等身体不适感，严重时甚至有悲观厌世的想法，出现自杀倾向。

慢病本身病程长，药物治疗见效慢，患者在反复治疗过程中，对疾病的发生、发展和预后均有不同程度的了解，再加上感染性疾病侵袭，担心丧失或已经丧失劳动力，家庭、事业、经济均蒙受损失，认为自己成为家庭的累赘，患者就会出现抑郁情绪，表现为对将来的工作和生活失去信心，情绪低落，丧失生活热情，有自罪感，不配合治疗，甚至产生轻生的念头。这种异常的心理很容易给患者造成心理和生理上的双重压力，对疾病的恢复缺乏信心，不利于疾病康复。

4. 愤怒

愤怒是与挫折和威胁有关的情绪状态，由于疾病的迁延不愈或加重，自信心受到打击，为排除阻碍或恢复自尊而引发，多伴有攻击性行为，常见的有两种：①外怒型，攻击的对象是使其受挫的人或事物，如打骂医护人员、摔东西等；②内怒型，攻击的对象是自身，如自责、自恨、自伤及自杀等。有时由于各种原因不能对致挫源进行直接攻击，而将攻击对象转移到无关的人或事，为转移性攻击。

持久抑制愤怒的释放对健康十分不利，因此愤怒的宣泄是必要的。但愤怒的释放虽然可以缓解患者的心理紧张，却也会造成患者与家属或医护人员的关系紧张，影响治疗进程，并由此产生新的心理问题。

二、认知改变

轻度应激可以使人的注意力、记忆力及思维能力增强，以适应和应对外界环境变化，这是积极的心理应激反应。但强烈的应激，如疾病的迁延不愈甚至加重，会使人出现意识蒙眬、意识范围狭小，注意力受损，记忆、思维、想象力减退等负面的心理应激反应，导致出现认知改变。下面是几种常见的负面心理应激反应。

1. 偏执

看问题狭窄、偏激、认死理，平时理智的人变得固执、钻牛角尖，蛮不讲理。也可表现为过分自我关注，注重自身感受、想法、观念等内部世界，而不是外部世界。

在生活中，患者往往认为自己的想法就是对的，家属或医护人员的想法都是带有偏见的、错误的，患者沉浸在自己认知的世界里，而且很难进行有效沟通。

2. 灾难化

表现为过度夸大疾病的潜在和消极后果。

面对健康的危险和生命的不确定，生存本能会让患者感到焦虑、恐惧、害怕，甚至愤怒。而焦虑、恐惧会被我们很多不由自主地闯入性灾难化想法加剧和放大，特别是在信息爆炸的年代，很多时候患者会自觉或不自觉地被淹没在网络提供的相关信息激流中，刷看各种网上的新闻，这个时候往往缺乏辨别信息正确与否的能力，而是将自身代入，越看越担心，越看越害怕，特别是社交媒体上带有情绪的、个人化的消息，使患者产生了巨大的恐惧感和无力感，甚至对他人或社会感到愤怒。

3. 敏感多疑

随着慢病迁延，感染性疾病的入侵，患者往往会变得敏感多疑，对人缺乏信任，对自己所患疾病抱有怀疑态度，总是感觉身体不舒服，捕风捉影，疑神疑鬼。

患者往往十分在意家属和医护人员及其他人员之间的交谈内容，别人小声说话，总认为是在谈论自己的病情。怀疑医生或家属对自己隐瞒病情，或者担心医护人员能否给予精心治疗等，表现为对待事物缺乏热情，情绪低落，缺乏主见和信心，要求更多的关心和同情，并且依赖别人，导致不必要的心理负担。患者住院后社会角色及人际关系发生了改变，特别是离退休干部由于疾病影响，自尊心和形象受损，稍不顺心、不满意就变得蛮不讲理，拒绝治疗和护理，甚至拒绝进食。

4. 强迫思维

脑子里反复回想与疾病相关的事情，越想摆脱，越难以控制，导致自己无法正常工作和生活。

此外，还可能出现绝对化思维（非黑即白）、选择性关注消极信息、选择性遗忘等。认知的改变，对康复极为不利，会削弱患者的主观能动性，使机体免疫力降低。

三、行为变化

伴随心理应激反应，人们的外在行为也会发生变化。这是机体为了缓冲应激带来的影响，摆脱身心紧张状态而采取的应对行为，以适应环境的需要。

1. 逃避与回避

患者往往存在自卑心理，可能出现逃避检查与治疗，甚至想要离开医院，摆脱现在的环境。面对疾病，采取回避态度或无能应付，总希望被他人所承认和接纳，但又害怕做错事而遭谴责，内心冲突不安，适应困难。

2. 退化与依赖

患者在生活能自理的情境下，机体各项功能退化，时时处处依靠别人的照顾而放弃自己的努力，尤以慢病需要长期住院、长期有人陪护和老年住院患者多见。表现为习惯于患者角色，依赖护理人员及家属的照顾，卧床不愿意活动，自己能做的事情也不想去做，主观体验和客观不符。依赖性越强，情感会越脆弱。有些患者甚至放弃自我管理，总希望得到他人的照顾和关心，以减轻心理压力和痛苦。

3. 敌对与攻击行为

患者可能出现愤怒、敌意、谩骂、憎恨或羞辱他人，也可能出现拒绝服药、拒绝治疗，拔输液管、引流管及氧气面罩等情况。

许多慢病患者由于长时期服用药物，有时因病情稳定需要停用或因同时患有感染性疾病而需要换用其他药物，患者会表现出紧张和担心，甚至会出现不同程度的躯体反应。而有些患者会因为长期注射、输液、服药，对药物治疗产生抵触情绪，加之药物本身的不良反应、药物对血管的刺激作用、药物疗效不佳等，均会导致患者拒绝打针、吃药。也有的患者认为自己"久病成医"，擅自认为某种药物对他不起作用，或认为疗效不佳，则采取不配合的态度，点名换药或私自停用或加用药物。

4. 无助与自怜

患者表现为听天由命、被动的行为状态，独自哀叹，缺乏安全感和自尊心，是一种消极的心理反应。

患者由于患病后担心别人远离自己，怕受到冷落、轻视，常常希望家人、同事关心自己。患者往往心事重重，情绪低落，焦虑紧张，尤其是住院患者，刚入院时四周都是陌生人，更易产生自怜感，感到度日如年，生活无助。此外，病房病种形形色色，病情千变万化，更容易加重患者的不安全感，总担心自己的病情会恶化。

四、躯体症状

健康人精力集中于工作或学习，心理活动主要指向外界客观事物。而患病后，注意力转向自身，感觉异常敏锐，总想着自己的病，对其他事物很少关心。患者常在原有症状的基础上，出现更多的症状或原有症状加重，如恶心、呕吐、尿频、失眠及厌食等。

以上都是在慢病患者同时患有感染性疾病之后可能会出现的比较常见的反应，如果以上心理问题持续存在，就会影响疾病的治疗和康复，所以如果出现上述情况时，要及时寻求专业帮助。

第二节　慢病人群应如何做好心理护理

一、慢病患者的心理特点

1. 主观感觉异常

（1）主观感觉异常，注意力转向自身。

（2）健康人精力集中于工作或学习，心理活动经常指向外界客观事物。

（3）患病后，人的注意力转向自身，感觉异常敏锐，甚至认为对自己的心跳、呼吸、胃肠蠕动的声音都能听到，心中总想着自己的疾病，而对其他事物很少关心。这容易被别人误解为自私或冷漠。

2. 抑郁心境

（1）主要表现为显著而持久的情感低落，抑郁悲观。

（2）轻者闷闷不乐、无愉快感、兴趣减退，重者痛不欲生、悲观绝望、度日如年、生不如死。

（3）典型患者的抑郁心境有晨重夜轻的节律变化。在心境低落的基础上，患者会出现自我评价降低，产生无用感、无望感、无助感和无价值感。

3. 心境不佳，情绪不稳

（1）生病属于劣性刺激，势必影响病人的情绪，形成不良的心境，往往看什么都不顺眼，好生闲气，好发脾气，给人以不近人情的感觉。

（2）病情越重，病程越长，这种异常情绪反应越严重。

（3）这种消极情绪，不仅容易让人误解，使人不愿意接近，而且不利于病体的康复。

4. 多疑，神经过敏

（1）患者往往会变得神经过敏，疑虑重重。

（2）听人低声说话，就以为是在谈自己的病，对医护人员和亲友的好言相劝也常半信半疑。

（3）有时还会怀疑医护人员给自己开错了药，打错了针。

（4）这种异常心理不仅会对医患关系起破坏作用，也不利于安心养病。

5. 角色强化

患者角色习惯化，安于病人角色，将医务人员和家人的照顾认为是理所应当的。这种心态不利于疾病的治疗与康复。

6. 紧张、焦虑、恐惧

（1）许多患者入院后会感到紧张，特别是看到重症患者或患者离世，会产生恐惧心理，怕疼痛、怕开刀、怕变残及怕死亡。

（2）同时，求愈心切，希望有一天确诊，早一天手术，早一天出院。

（3）这种心理对康复极为不利，会削弱患者的主观能动性，使机体免疫力降低。

二、慢病患者的心理影响因素

包括疾病相关因素、情绪因素（情志致病）、人格因素及环境因素。

三、慢病患者的心理护理

1. 慢病患者的心理评估

（1）心理应激评估：包括生活时间量表、应对方式问卷、社会支持评定量表、职业倦怠量表等。

（2）心理状态评估：包括抑郁自评量表、生活满意度评定量表、焦虑自评量表。

（3）心理特质评估：包括卡特尔16种人格问卷、艾森克人格问卷、A型行为类型问卷。

（4）认知能力评估：认知能力筛查量表等。

2. 慢病患者的心理健康教育

心理健康教育的实施，可有效改变以往单纯的表面性宣教的做法，使患者体验到来自医护人员及家庭成员的真正关心，提高患者住院适应能力和自我保健能力，为缩短住院目、少医疗纠纷、降低保健治疗费用发挥积极作用。

（1）收集慢病患者基本情况。包括患者年龄、性别、职业、文化程度、婚姻状况、家庭成员组成及其健康状况，慢病的性质、病程及严重程度，患者的心理状态，人格特征认知能力等。

（2）制订心理健康教育计划。针对患者基本情况，根据患者的学习兴趣及需求，制订其从入院到出院不同阶段的心理健康教育计划。

（3）明确心理健康教育内容。在轻松愉快的氛围中，护士由浅入深的讲解慢病的发生发展及预后等知识。教会患者自我护理的知识和技术，使患者不断提高自我保健意识和能力。

3. 慢病患者的心理护理措施

（1）为患者提供理想的环境和心理支持。

（2）解释疏导，调节患者情绪，促进乐观态度。

（3）正确耐心指导，热情关心鼓励患者。

（4）理解同情感化患者。

（5）宣传教育，帮助克服抗药及药物盲从心理。

（6）严密观察患者的心理动态，防患于未然。

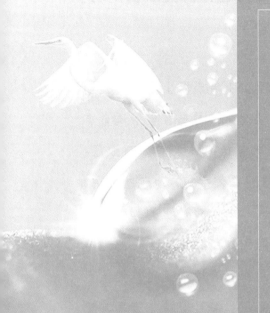

第五章

慢病人群就诊指南

第一节　慢病人群如何进行自我症状识别

慢病是指持续时间至少1年或以上，需要长期持续治疗，可引起形态学改变，对患者生活质量有明显影响的疾病。慢病既包括躯体疾病如高血压、糖尿病、冠心病及慢性呼吸系统疾病，也包括焦虑、抑郁等精神疾病。随着人口老龄化进程的加快，各种慢性疾病已成为影响居民健康和生活质量的主要问题。老年人由于机体组织器官逐渐衰退，抵抗力下降，更容易发生呼吸系统、多脏器功能衰竭甚至导致死亡。因此，老年慢病患者更要做好个人防护，做好自我症状的识别，及时就医。

一、呼吸系统症状

疾病初期一般表现为上呼吸道感染症状，以发热、头痛、头晕、干咳及疲劳为主要表现。发热一般为中等热。部分患者可伴有鼻塞、流涕、咽部不适和肌肉酸痛等症状，少部分患者有恶心、呕吐及腹泻等消化道症状，极少数患者可出现皮疹。如果发现以上症状应及时到医院就诊，以免疾病进一步发展。

疾病进展期可表现为持续发热、胸闷、咳嗽及疲乏加重，活动后气短明显，更有甚者可出现呼吸困难、呼吸衰竭甚至休克、代谢紊乱等。

二、内分泌系统

2020 年，我国大陆地区最新的糖尿病流调研究结果，研究估算近 1.3 亿人患有糖尿病，更值得关注的是"其中约一半患者对自己的病情毫不知情"。识别 2 型糖尿病的早期症状可以帮助患者尽早得到诊断及获得专业的治疗。

糖尿病早期可能出现的症状：频繁排尿。糖尿病患者早期应注意排尿频繁这一症状，尤其在夜间。但是老年人和肾病患者，在轻中度高时，多尿可不明显。还可表现为经常口渴，总是感到饥饿，不明原因的消瘦，视物模糊，伤口愈合缓慢，手或脚刺痛、麻木，黑棘皮病（皮肤皱褶部位天鹅绒样色素沉着），皮肤瘙痒，感到疲乏，易发生反复感染（感染源多、受感染部位多及感染影响的脏器多、治疗更难）。

三、消化系统症状

肝病患者的皮肤表现多样，认识肝病的各种皮肤表现不仅可以对诊断有指导作用，还有助于潜在肝病的管理。

一般皮肤表现：瘙痒是最常见的肝病皮肤表现，常与胆汁淤积有关。多发性蜘蛛痣是肝脏疾病的表现，往往随着肝病的治疗而消失。黄色瘤最常见于原发性胆汁性胆管炎，也会随着潜在的高脂血症的治疗而消退。当黄疸出现时，确定黄疸的原因很重要，请一定要及时就医。

特定肝病的皮肤表现：乙肝通常分为黄疸前期（前驱期）和黄疸期。荨麻疹在前驱期很常见，特征是出现风团和（或）血管性水肿。肝硬化患者可出现掌红斑、蜘蛛痣及纸币样皮肤，甲床缺陷，在雌激素过多时，常见阴毛和腋毛的弥漫性稀疏或消失或女性阴毛范围扩大。

四、泌尿系统症状

据数据显示，全球每10人当中就有1位患有肾脏疾病，慢性肾脏病已成为全球范围内的重要健康问题之一。而慢性肾脏病早期往往没有临床症状，多数人并不自知，等出现临床症状时则病情已较为严重。那么，哪些患者易患肾脏病，早期症状都有哪些呢？

八类易患肾病的人群：

（1）65岁以上的老年人。

（2）饮食太咸、喝水少、常憋尿等不良生活习惯者。

（3）糖尿病患者，尤其是患病时间长、血糖长期控制不佳者。

（4）高血压患者，尤其是血压长期控制不佳者。

（5）代谢性疾病患者，如肥胖、高血脂及高尿酸等。

（6）有肾病家族史者，如直系亲属中患有多囊肾等。

（7）长期服药者。

（8）妊娠期女性，妊娠期代谢产物增多，肾脏负担增加。

慢性肾脏病的六大早期症状：

（1）水肿。肾脏具有滤过功能，肾功能不全者，水钠潴留，可引起眼睑水肿（尤其是晨起时）或下肢水肿。

（2）高血压。高血压是慢性肾脏病的常见症状，年轻人如果出现不明原因血压升高应警惕肾脏疾病。

（3）泡沫尿。尿微量白蛋白是慢性肾脏病的早期信号，而持续性微量白蛋白尿或蛋白尿则提示肾损伤。当尿中蛋白、尿糖增多可以出现泡沫尿，尿液表面漂浮着一层细小泡沫状，不易消失，应警惕蛋白尿。

（4）尿量变化。正常成人 24 小时尿量在 1 000~2 000 ml，夜间不排尿或仅排 1 次。如果经常夜间排尿超过 2 次以上，且夜间尿量大于白天尿量，则可能预示肾功能不全。

（5）贫血。中度以上的慢性肾功能不全患者肾脏分泌促红细胞生成素减少，常常合并贫血、乏力、头晕及面色苍白等症状。

（6）恶心、呕吐、食欲不振。进展至终末期的患者，胃肠道功能紊乱，常出现食欲减退、恶心、口臭及皮肤瘙痒等表现。

虽然近年来人们的健康意识普遍有所提升，但坚持定期体检的还是少数。因此，掌握一些慢病症状还是很有必要，如果发现上述症状，建议及早就医，以免耽误病情。

第二节　出现疑似新冠病毒肺炎症状怎么办

一、发现自己有疑似新冠病毒肺炎症状怎么办?

1. 发烧温度低于37.3℃，先在家里自我隔离，每天量体温，看温度是否上升。

2. 当发热温度高于37.3℃，且持续上升，两天情况未见好转。建议立即到医院就诊。

3. 去医院途中，不要乘坐公共交通工具，自行骑车或步行至医院。务必戴上口罩出门。

4. 同时，及时联系当地居委会或者相关部门进行报备，学生要向老师告知。

5. 心理上不要过度惊慌，胡思乱想。越焦虑，越严重。如果自己无法及时疏导负面情绪，建议求助心理医生。

6. 积极配合医生的治疗，心态乐观，很多时候，战胜病魔最重要的是依靠坚定的心和顽强的毅力。

综上，一旦出现疑似新型冠状病毒感染的症状，如发热、乏力、咳嗽、咳痰等，不要恐慌。应做好自身防护并及时就医，并同时告诉医生发病前 2 周的旅行史、接触人群等情况，以便医生快速做出诊断。

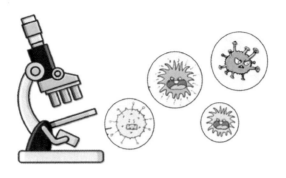

二、发现周围有人出现疑似症状怎么办？

若发现周围有人出现疑似症状，如果怀疑周围的人感染了新型冠状病毒，首先应自己佩戴口罩，与对方保持距离，避免与对方近距离交流，然后建议对方佩戴口罩，及时前往就近的定点救治医院发热门诊接受治疗。

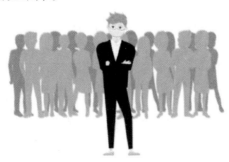

三、发热患者的就医流程

1. 及时就诊

一旦有发热情况，就近到正规医疗机构的发热门诊就诊。

就诊准备：病历卡＋口罩。

（流感病毒型别较多，为了避免发生交叉感染，最好提前自备口罩，陪同的家属也要做好个人防护，避免感染。）

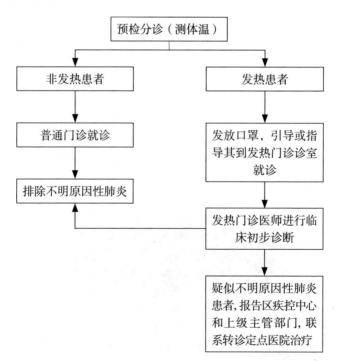

2. 怀疑有密切接触史如何就诊

如果近期去过中高风险等重点地区（14天内）或者与重点地区逗留过的人员有所接触，请务必主动告知医护人员。

预检：一般设立在医院门诊门口或门诊大厅内较为醒目的地方，可测量体温、领取口罩和登记相关信息。证实为发热的患者，将会引导至发热门诊就诊，进一步检查以明确具体病情。

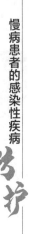

第三节　疫情期间住院治疗注意事项

一、入院前要求

1. 流调

由医生开具住院证，严格填写《入院患者新冠病毒感染风险评估表》。

2. 平诊入院

入院前 48 小时内上海市常规核酸检测阴性。

3. 急危重症患者

入院前核酸报告未出来前，在隔离病房留观。

二、住院期间要求

1. 新入院患者（及陪护）

入院后即刻完成常规核酸单采。

2. 在院患者

每周规定次数完成核酸混采。

3. 陪护人员

原则上不陪护，谢绝探视，确需陪护严格执行"一人一陪护"制度，每周规定次数完成混采。

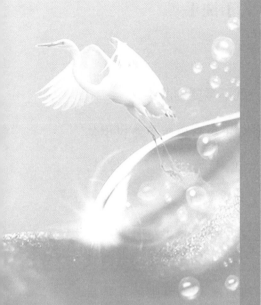

第六章

慢病人群常见误区

第一节　关于洗手

误区一：只要在家不外出，就不需要勤洗手

WHO 给出的有关新型冠状病毒的防护建议中第一条就是洗手。可见洗手无论对于预防病毒的传播，还是对于自身的健康都是十分重要的。

疫情期间如果居家就算不会感染外界病毒，但是经常触摸生活中的物品如手机、遥控器、电脑键盘、门把手等也会带有大细菌病毒，因此就算是居家也要保证良好的卫生习惯，勤洗手，尤其是对于患慢性疾病的人群，疾病可能对身体的免疫力等功能造成影响，手卫生就显得更加重要。

以下几种情况洗手尤为重要：

（1）人流密集的公共场所，与陌生人肢体接触后。

（2）接触过公共物品，如电梯扶手、按钮及公用电话后。

（3）户外运动、玩耍后。

（4）超市或商场购物后。

（5）接触钱币后。

（6）佩戴隐形眼镜前。

（7）吃药、往伤口上涂抹药物之前。

（8）抱孩子、喂孩子食物前，处理婴儿粪便后。

误区二：只要用香皂洗手就可以洗干净？

美国疾病控制和预防中心（Centers for Disease Control and Prevention，CDC）提示洗手持续时间应不少于15秒。洗手，仅仅洗掉能看见的表面污垢是远远不够的。洗掉肉眼看不见的、来源于空气中的、可能诱发一系列疾病的各种病原微生物，从而预防疾病发生，才是洗手的终极目标。

正确的洗手不仅需要保证时间，同时需要保证手的各个部位都清洗干净，如果落下哪个部位，那么手的清洁就会大打折扣。

推荐洗手的方式——七步洗手法。

第一步：双手手心相互搓洗（双手合十搓五下）。

第二步：双手交叉搓洗手指缝（手心对手背，双手交叉相叠，左右手交换各搓洗五下）。

第三步：手心对手心搓洗手指缝（手心相对，十指交错，搓洗五下）。

第四步：指尖搓洗手心，（指尖放于手心相互搓洗）左右手相同。

第五步：一只手握住另一只手的拇指搓洗，左右手相同。

第六步：指尖摩擦掌心或一只手握住另一只手的手腕转动搓洗，左右手相同。

第七步：揉搓手腕。

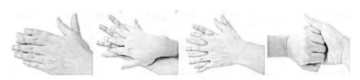

掌心相对，手指　　手心对手背沿指缝相　　掌心相对，双手交　　双手指相扣，
并拢相互搓擦　　　互搓擦，交换进行　　　叉沿指缝相互搓擦　　互搓

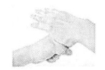　　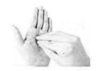　　

一手握另一手大拇指　　将五个手指尖并拢在另一手　　螺旋式擦洗手腕，
旋转搓擦，交换进行　　掌心旋转搓擦，交换进行　　交替进行

误区三：只要使用免洗洗手液（含酒精成分）就不需要洗手

在疫情期间如果外出，有时候并不是很方便进

行洗手,那么免洗手的洗手液(含酒精成分)就成为非常好的选择,尤其是含75%的酒精成分的洗手液/喷雾能够灭活病毒,可以在外出接触到公共物品、就餐前或者接触口鼻眼前使用。

但是,消毒洗手液并不能代替流水洗手。因为如果手上存在污渍时会影响消毒效果。免洗洗手液能替代洗手吗?不能。免洗洗手液的主要功能是消毒杀菌,它的去污能力是比较弱的。酒精类是最常见的原理是通过75%浓度的酒精吸收细菌/病毒外壳蛋白的水分,使细菌/病毒无法正常代谢,灭杀细菌。而事实上,只要流水下洗手就能去除手上的污渍,所以平时最好还是用流动清水加上洗手液洗手。此外,纸巾反复擦手,也无法去除皮肤表面的细菌。

另外,在使用酒精消毒时有几项注意不能忽视。

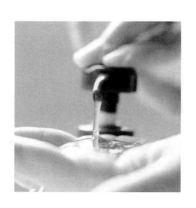

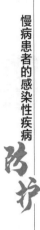
1. 保证室内通风

当在室内使用酒精，我们应该需要保证室内通风，并且禁止在有明火的地方使用酒精喷雾，家具最好用毛巾擦拭，使用过的毛巾等布料清洁工具，在使用完后应用大量清水清洗后密闭存放，或放通风处晾干。

2. 安全使用酒精

酒精燃点低，遇明火、遇热易自燃，使用前要清理周围易燃物，使用时不要靠近热源、避免明火，禁止在空气中直接喷洒使用。电器表面消毒，应关闭电源，避免用酒精擦拭厨房灶台，以免酒精挥发导致爆燃。使用时每次取用后必须立即将容器上盖封闭，严禁敞开放置。

3. 居家不宜囤积大量酒精

酒精是易燃、易挥发的液体，居民在家中用酒精消毒时，可购买小瓶装的酒精，以够用为宜，不要大量囤积酒精，以免留下消防安全隐患。

4. 放在儿童不易接触到的地方

在有幼儿的家庭，酒精应放在儿童拿不到的地方。家长需要给孩子讲解酒精的特性，教育孩子不要玩酒精，更不能用火点燃，以免发生事故。

5. 避光存放

领用、暂存及使用酒精的容器必须有可靠的密封，严禁使用无盖的容器。应避免用玻璃瓶装存，防止跌落破损。家中剩下的酒精，不要放在阳台、灶台等热源环境中，也不要放在电源插座附近及墙边、桌角等处，防止误碰倾倒。可避光存放在柜子里等阴凉处，存放时要盖紧盖子，贴好标签，避免挥发。

误区四：洗完手后不必擦干

有研究证明，干手后可以降低湿手的细菌传播效率高达99%。公共洗手间一般都配有烘干机，但烘干机的暖风温度既达不到杀菌温度，更因为长期放置在温暖潮湿的空气中，又缺乏消毒，会成为细菌的温床。洗净的手经由烘干机吹干时，很容易再次接触到细菌。所以到公共场所上厕所，洗手后用纸巾擦干即可，不推荐使用烘干机。

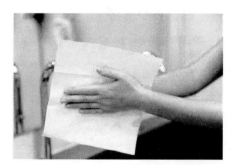

第二节　关于口罩

一、口罩的作用

新冠肺炎病毒以飞沫传播为主，正确佩戴医用口罩，可以减少飞沫传播，预防自身感染。

误区一：没有 N95 口罩，多戴几层普通口罩也有用？

首先我们要知道口罩有哪些类型：

（1）纸口罩。

（2）活性炭口罩。

（3）棉布口罩。

（4）海绵口罩。

（5）医用外科口罩。

（6）N95 口罩。

能够阻挡新冠病毒的是（5）医用外科口罩和（6）N95 口罩。

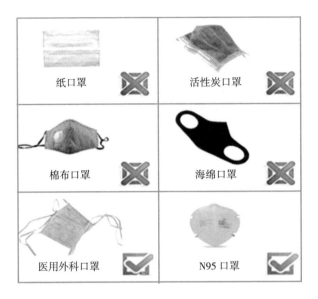

纸口罩 ✖	活性炭口罩 ✖
棉布口罩 ✖	海绵口罩 ✖
医用外科口罩 ✔	N95 口罩 ✔

二、如何选择口罩?

（1）非疫情高发地区——建议使用普通医用口罩。

（2）疫情高发地区——建议使用医用外科口罩或医用防护口罩（N95、KN95 口罩）。

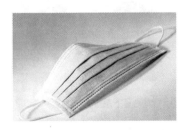

医用外科口罩

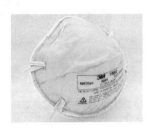

医用防护口罩

三、你知道怎样正确使用口罩吗？

（1）不管是一次性口罩，还是医用口罩，其实都是有正反面的，就拿一次性口罩来说，颜色深的是正面，正面应该朝外，而且医用口罩上还有鼻夹金属条。

（2）正对脸部的应该是医用口罩的反面，也就是颜色比较浅的一面。除此之外，要注意带有金属条的部分应该在口罩的上方，不要戴反了。

（3）分清楚口罩的正面、反面、上端、下端后，先将手洗干净，确定口罩是否正确之后，将两端的绳子挂在耳朵上。

（4）最后一步，也是前面提到过的金属条问题，将口罩佩戴完毕后，需要用双手压紧鼻梁两侧的金

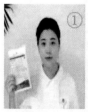 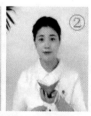 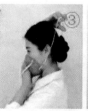

检查口罩有效期　　手持口罩扣于面部，凸　　先套下系带，再套上系带
及外包装　　　　　面朝外，鼻夹侧朝上

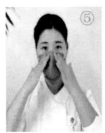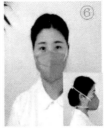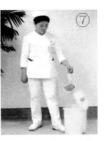

双手指尖向内触压鼻夹，并逐渐向外移动，为鼻夹塑型

调整鼻夹及系带，直至吹、吸气时均不漏气

污染、破损及超说明使用时限时更换，拎住系带弃于医疗（黄色垃圾桶）

属条，使口罩上端紧贴鼻梁，然后向下拉伸口罩，使口罩不留有褶皱，覆盖住鼻子和嘴巴。

四、儿童佩戴口罩的注意事项

（1）建议儿童选择符合国家标准、并标注用于儿童或青少年颗粒物防护口罩的产品。

（2）儿童在佩戴前，需在家长帮助下认真阅读并正确理解使用说明，以掌握正确使用防护用品的方法。

（3）家长应随时关注儿童佩戴口罩的情况，如儿童在佩戴口罩的过程中发生不适，应及时调整或停止使用。

（4）因儿童脸型较小，与成人口罩无法充分密合，不建议儿童佩戴具有密合性要求的成人口罩。

五、口罩可以重复使用吗?

一般来说,一次性使用口罩都是要一次性使用的。但现在是一般情况吗?不是。由于疫情形势严峻,作为非日常消费品,口罩一夜之间成了 14 亿中国人的刚需,"一罩难求"。那么非常时期该怎么办呢?感染风险较低的情况下口罩可以重复使用。

1. 哪些情况下口罩不能重复使用呢?

(1)新冠肺炎病例的密切接触者、新冠肺炎疑似及确诊病例、无症状感染者使用过的口罩。

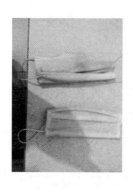

(2)被患者血液、呼吸道或鼻腔分泌物、呕吐物、排泄物或其他体液污染的口罩。

(3)近距离接触有发热、咳嗽等症状的人员或居家隔离人员使用过的口罩。

(4)脏污、变形、损坏及有异味的口罩。

(5)出入医疗机构使用过的口罩。

2. 使用过的口罩的危险

(1)使用过的口罩确实可能携带大量微生物,

如病毒、口腔细菌等。

（2）这些微生物不仅可能源于外界，通过吸气吸附在口罩的外表面，也有可能因为使用者本身携带细菌、病毒，通过呼气吸附在口罩的内表面。

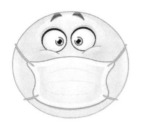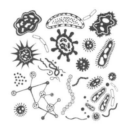

六、如何折叠使用过的口罩?

（1）口罩对折，口鼻接触面朝外。

（2）继续对折两次后，捆扎成型（保证口鼻接触面始终朝外）。

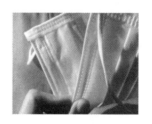

（3）装进口罩包装袋或其他袋子。

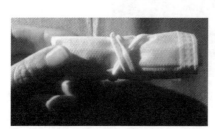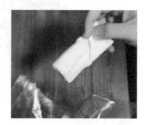

七、如何有效处理废弃的口罩?

（1）普通人：风险较低，可直接丢入垃圾桶。

（2）疑似患有传染病者：在就诊和接受调查时，将口罩交给相应工作人员，作为医疗废物处理。

（3）存在发热、咳嗽、流涕症状者：将口罩先丢至垃圾桶，再使用 5% 的 84 消毒液按照 1∶99 配比后，撒在口罩上进行处理；如无消毒液，也可使用密封袋/保鲜袋，将口罩密封后丢入垃圾桶。

（4）废弃口罩处理误区。

① 开水烫。高温仅能杀灭部分病原体，易污染容器和台面。

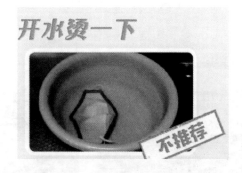

② 焚烧。焚烧污染环境，易造成安全隐患。

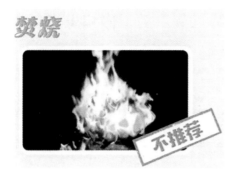

③ 剪碎后扔掉。虽可避免被回收利用，但剪碎易增加感染风险。

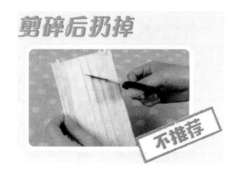

第三节　关于慢病患者复查

疫情反复期间，很多患者担心病毒传播，因此不敢去医院进行复诊检查。去医院复诊应该注意些什么？

一、去医院复诊注意事项

（1）首先判断疾病情况，与主治医生联系是否能够延后复诊。

（2）如非可以延缓复诊时间，可以等疫情缓解后再去。但如果病情有恶化，那么应第一时间跟医生联系，进行咨询后续的治疗。

（3）关注自己及医院所在医院的疫情情况，如自己所在区域没有疫情发生，则可以咨询医生是否可以就近医院复诊，及需要检查的项目。

（4）切不可自己盲目服药，以免延误病情。

二、乘坐飞机、火车、汽车等交通工具有哪些注意事项？

（1）请全程佩戴口罩，若出现口罩潮湿或使用时间达到4小时，请及时更换并将使用过的口罩放置在有盖垃圾桶内。

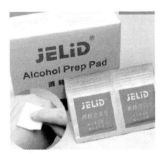

（2）在旅途中就餐、上洗手间、更换口罩及到达目

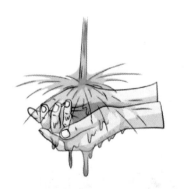

的地摘除口罩后，应立即在流动的清水下用洗手液或肥皂洗手，时间持续约15秒；使用含酒精的免洗洗手液或消毒纸巾擦拭，时间持续约20秒。

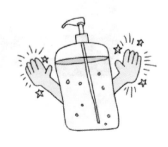

（3）旅途中请勿用手接触口、鼻、眼等部位。途中

就餐要吃熟食，使用消毒湿巾对就餐的小桌板等进行擦拭消毒。

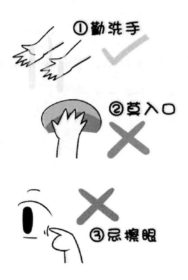

（4）到达目的地时配合测量体温和信息登记。

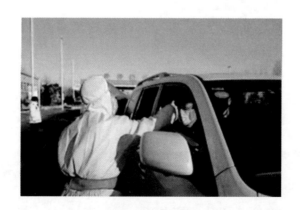

三、回家后怎么做?

（1）摘掉口罩后用一次性塑料袋密封扔入生活垃圾桶。

（2）脱掉手套洗手消毒。

（3）手套、外套衣物用 75% 酒精喷洒后挂在室外通风处。

（4）手机和钥匙使用消毒湿巾或 75% 酒精擦拭。

（5）每天使用 75% 酒精或含氯消毒剂消毒垃圾桶。

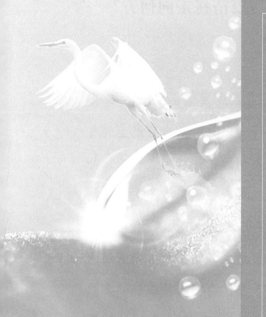

第七章

新冠疫情新形势下慢病患者
应如何做好自我防护？

第一节　新冠疫情与疫苗将走向何方？

日前《自然》(*Nature*) 杂志发表的一篇文章指出，随着免疫力的逐渐下降，以及病毒自身产生的突变，新冠有可能会在世界不同地区造成持久影响，甚至出现季节性的区域爆发。如果监测能力不足，或是应对不够充分，新冠疫情依旧有在全球大流行的可能。

2021 年 7 月，上海东方财经频道播出《中国经济论坛：疫苗与全球健康》节目，有中国疾病控制方面的 3 位嘉宾（专家）分别作了发言，他们是中国疾病预防控制中心主任高福，复旦大学医学院副院长、上海重大传染病和生物安全研究院吴凡，复旦大学附属华山医院感染科主任、中国传染病医学中心主任张文宏。他们对当前的新冠疫情进行了以下分析：①新冠病毒与人类之间将是一场长期的猫鼠游戏，新冠病毒很有可能和病毒性流感一样，与人类长期共存；②接种新冠疫苗保护不可能 100%，从之前的被感染新冠病毒的病例中可以得出，接种疫苗后可以减少被感染，降低重症和病死率；③据统计，目前新冠病毒的病死率为 2.14%，是流感的 20 倍左右；④当前全世界约有 7 种以上不同类型的新冠疫苗，中国主要采用的是灭活疫苗；⑤按照世界现有科学家的水平和免疫学思路，新冠疫苗研究遇到了"卡脑"（不是卡脖子），短期内不可能取得像天花、小儿麻痹症和鼠疫疫苗一样突破性进展，看来要寄希望新生代的科学家；⑥要集中全人类的智慧和资源研究新冠疫苗，如果世界不共享疫苗，病毒将共享世界；⑦当前新冠病毒已经很适应人类了，而且它们还在不断地变异，我们人类只有全体打疫苗，在人群中建立起整体免疫屏障，留下一些时间和空间给科学家和后人，使新冠病毒由群发逐渐演变成为散发（就像病毒性流感一样），这将是一个痛苦和漫长的过程（病毒性流感这个过程大约花了 100 年时间）。

自 2020 年 12 月首次在印度出现以来，一种高传染性的变异株——德尔塔，已成为新冠病毒的主要流行毒株。相较于早期的菌株，德尔塔具有强大的进化优势。美国匹兹堡大学（University of Pittsburgh）的进化生物学家 Vaughn Cooper 对此表示："德尔塔的增长速度在这次的新冠大流行中是绝无仅有的。"病毒得以迅速传播的部分原因可能是由于其极快的自我复制速度。同时，实验室研究表明，德尔塔缺少一种名为 E484K 的突变，这种突变可以帮助其他多个变异株在一定程度上避免被抗体中和，因此德尔塔变异株除了具有更强的传播能力之外，可能还具有能够逃避人体免疫系统的能力。

Vaughn Cooper 对此表示："倘若感染人数居高不下，那么高传染性和逃避抗体的能力组合将很可能会发生进化。这种推论是非常合乎逻辑的。"未接种疫苗的人越多，出现比德尔塔更糟糕的变异株的可能性就越大。美国纽约大学朗格尼医学中心（New York University's Langone Medical Center）的微生物学家 Nathaniel Landau 认为，目前的好消息是，我们有着相对简单的对抗德尔塔的方法，即对疫苗稍加改进，以使其更有效地对抗这种变体。"如果确实出现了一种具有比当前更易逃脱抗体的变异毒株，那就真的需要针对该毒株注射疫苗加强针了。"

在东京奥运会上，在日本本土疫情不容乐观，感染人数日益递增的情况下，中国代表团能平安归国，无一人感染新冠病毒，除常规的口罩、消毒设备、疫苗等防疫措施以外，中国代表团背后还有一项名为"光疫苗"的黑科技。这是一种针对病毒细菌等微生物、尤其是针对新型冠状病毒，能实现99.99%杀菌的先进紫外线消毒设备，在有人的环境中也能有效消杀，是这一设备的一大优点。

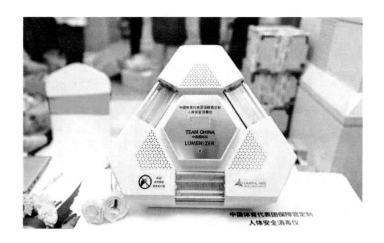

2021年6月，中国科学院院士、美国国家科学院外籍院士、中国疾病预防控制中心主任高福在"浦江创新论坛·全球健康与发展论坛"上强调，"世界如果不共享疫苗，病毒将会共享世界""疫苗是控制新冠流行的法宝，是恢复经济生产的强心针和维护社会发展的稳定剂"。现阶段而言，疫苗仍然是防止出现新变异的最佳方法。

　　自疫情爆发以来，新冠病毒不断变异，已出现1000多个变异毒株。目前熟悉的是德尔塔和奥密克戎。越来越多的数据表明，接种疫苗能够刺激机体产生足够的免疫力，以保持对大多数变异株的实质性效力。因此，无论是普通的新冠病毒毒株，还是变异株，其主要的防控策略基本一致：居家时，通风换气，做好清洁消毒，注意个人卫生，做好个人健康监测，有发热、咳嗽、呼吸短促等症状出现时及时就医。外出时，正确佩戴口罩，做好个人防护，加强手卫生，保持社交距离，减少前往通风不良或人员密集的场所，尽量不参加聚会、聚餐等活动。尽快建立免疫屏障。

第二节　新冠疫情新形势下
我们应如何防护?

　　2020 年 8 月，全球多地相继报道新型冠状病毒"二次感染"病例。张伯礼院士提醒，在尚未广泛接种疫苗的情况下，外防输入既要防"人"又要防"物"，来自海外高风险地区的邮件、包裹做好表面消杀，搬运、运输、销售、加工处理过程中要戴口罩、戴帽子、戴手套。医疗机构应慎终如始，始终保持临战状态，把好防疫第一道关口。群众在少聚集、戴口罩、勤洗手、勤通风的基础上，选购冷链食品应避免徒手接触外包装，尽量用浸泡搓洗方式洗生肉，防止溅洒污染。

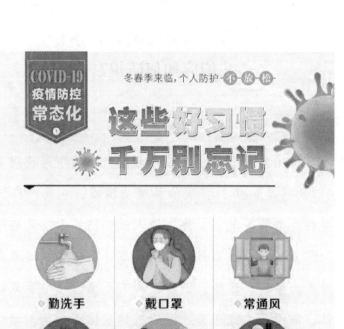

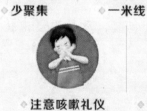

（来源：湖北省卫生健康委员会）

第三节　新冠疫情新形势下的慢病患者，佩戴口罩时应注意哪些问题？

1. 长时间不更换口罩

口罩内部易附着人体呼出的蛋白质和水分等物质，导致细菌滋生，一般情况下，医用口罩使用4小时后应及时更换。

2. 错误佩戴和存放口罩

如把口罩拉到下巴处、挂在耳朵一侧、直接放在包里、挂在手臂上、随意放在桌上等行为都是错误的。

3. 佩戴变形、潮湿或污染的口罩

口罩在变形、潮湿或污染时，防护性能会降低，应及时更换。

4. 同时佩戴多个口罩

同时佩戴多个口罩不能增加口罩回复效果，反而会增加呼吸阻力，降低口罩的密合性。

第四节 如何进行新冠病毒抗原自测

一、适用人群

适用于隔离观察人员和社区居民。其中居家隔离、密接和次密接、入境隔离观察、封控区和管控区内的人员，应当在相关管理部门的组织管理下进行抗原自测。

二、操作步骤

1. 抗原自测前准备

（1）洗手。使用流动清水或手部消毒液清洗双手。

（2）了解检测流程。仔细阅读抗原自测试剂配套说明书及抗原自测相关注意事项。

（3）试剂准备。检查抗原试剂是否在保质期内，检查鼻拭子、采样管、检测卡等内容物是否有缺失或破损。如试剂过期或试剂内容物缺失、破损及时更换检测试剂。

（4）确认检测对环境温湿度要求。胶体金试纸条检测一般要求在14~30℃常温条件下，避免过冷、过热或过度潮湿环境导致检测结果异常。

2. 样本采集

年龄14岁以上的，可自行进行鼻腔拭子采样。自检者先用卫生纸擤去鼻涕。小心拆开鼻拭子外包装，避免手部接触拭子头。随后头部微仰，一手执拭子尾部贴一侧鼻孔进入，沿下鼻道的底部向后缓缓深入1~1.5厘米后贴鼻腔旋转至少4圈（停留时间不少于15秒），随后使用同一拭子对另一鼻腔重复相同操作。

3. 抗原检测

（1）根据试剂说明书，将采集样本后的鼻拭子立即置于采样管中，拭子头应在保存液中旋转混匀至少30秒，同时用手隔着采样管外壁挤压拭子头至少5次，确保样本充分洗脱于采样管中。

（2）用手隔着采样管外壁将拭子头液体挤干后，将拭子弃去。采样管盖盖后，将液体垂直滴入检测卡样本孔中。

（3）根据试剂说明书，等待一定时间后进行结果判读。阳性结果："C"和"T"处均显示出红色或紫色条带，"T"处条带颜色可深可浅，均为阳性结果。阴性结果："C"处显示出红色或紫色条带，"T"处未显示条带。无效结果："C"处未显示出红色或紫色条带，无论"T"处是否显示条带。结果无效，需重新取试纸条重测。

4. 用完的自测试纸如何处理

（1）隔离观察人员：检测结果不论阴性还是阳性，所有使用后的采样拭子、采样管、检测卡等装入密封袋由管理人员参照医疗废物或按程序处理。

（2）社区居民：检测结果阴性的，使用后的所有鼻拭子、采样管、检测卡等装入密封袋中后作为一般垃圾处理；检测结果阳性的，在人员转运时一并交由医疗机构按照医疗废物处理。

注意：自测结果不能代替核酸检测结果。